ÉTUDE

SUR LES ACCIDENTS CÉRÉBRAUX

DU

RHUMATISME ARTICULAIRE AIGU

PAR

C.-A. BOURGEOIS

Docteur en médecine de la Faculté de Paris.

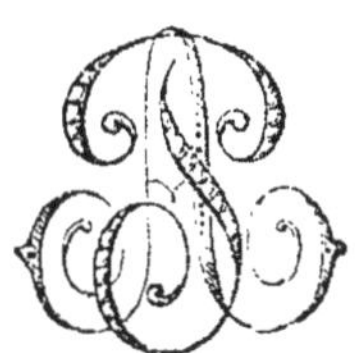

PARIS

A. PARENT, IMPRIMEUR DE LA FACULTÉ DE MÉDECINE

RUE MONSIEUR-LE-PRINCE 29 ET 31.

1875

ÉTUDE

SUR LES ACCIDENTS CÉRÉBRAUX

DU

RHUMATISME ARTICULAIRE AIGU

PAR

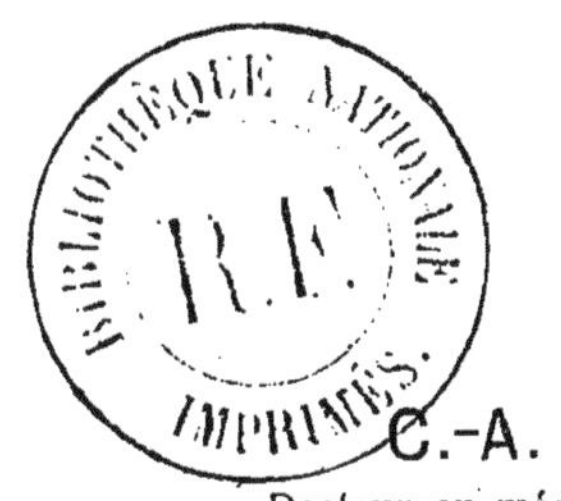

C.-A. BOURGEOIS

Docteur en médecine de la Faculté de Paris.

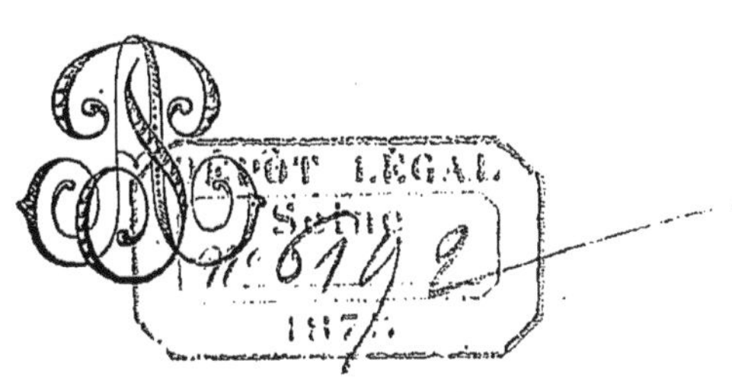

PARIS

A. PARENT, IMPRIMEUR DE LA FACULTÉ DE MÉDECINE

RUE MONSIEUR-LE-PRINCE 29 ET 31.

———

1875

ETUDE

SUR LES ACCIDENTS CÉRÉBRAUX

DU

RHUMATISME ARTICULAIRE AIGU

Si les affections rhumatismales ne présentent point de caractères positifs, elles offrent du moins des caractères négatifs qui leur sont communs. La rapidité de leur apparition, la promptitude de leur disparition, l'absence souvent complète de lésions profondes, même dans les cas les plus graves, enfin ces relations singulières qui semblent s'établir quelquefois entre la suppression brusque des phénomènes articulaires et le développement soudain d'une affection interne, ce sont là des preuves qui, pour n'être pas tirées de l'anatomie morbide, n'en sont pas moins fondées sur une base éminemment scientifique : celle de l'observation au lit du malade.

(BALL, Thèse de concours, 1866.)

L'histoire des affections rhumatismales appartient surtout à la clinique. L'anatomie pathologique n'y joue souvent qu'un rôle secondaire ; c'est que les lésions que l'on rencontre dans ces maladies sont quelquefois insignifiantes, ne présentent pas de caractère spécial, et peuvent s'adresser aux organes les plus divers.

Cependant, la nature identique de toutes ces affections ne fait de doute pour personne ; leur commune origine est en effet démontrée par un moyen d'investigation éminemment scientifique, comme le dit M. Ball, l'observation clinique. A côté du rhumatisme articulaire, et sous le même nom de famille, on décrit aujourd'hui la plupart des maladies du cœur, la chorée, l'angine rhumatismale, ainsi que certaines affections de l'abdomen, du poumon et de l'encéphale.

Toutes ces affections, si dissemblables en apparence, s'attaquant aux organes les plus divers, ont en effet une manière d'être et de se comporter vis-à-vis les unes des autres qui révèle cliniquement l'identité de leur origine, et les a fait ranger à bon droit dans la même classe nosologique.

Parmi ces manifestations variées du rhumatisme, les accidents cérébraux peuvent se montrer eux-mêmes sous bien des formes. Depuis ces simples changements d'humeur, cette inégalité si curieuse dans les aptitudes, que M. Faure a décrits dans les Archives de médecine du mois de septembre 1871, jusqu'à l'apoplexie rhumatismale, qui tue le malade avec une rapidité foudroyante, il y a certes place pour bien des variétés.

Si, à l'exemple de M. Gubler, on voulait les ranger dans l'ordre de leur gravité relative, nous aurions à énumérer dans la forme chronique l'inégalité du caractère et bon nombre de migraines ; dans la forme aiguë, la céphalalgie, le délire et la folie spéciale qui lui survit quelquefois, la méningite, et enfin l'apoplexie rhumatismale, toutes ces dénominations rappelant bien plus l'apparence clinique de ces affections, que les lésions anatomiques, quelquefois insignifiantes, qu'elles laissent après elles.

Dans cette étude, je ne m'occuperai que des accidents cérébraux qui peuvent compliquer l'attaque aiguë du rhumatisme, accidents que l'on a coutume de décrire sous la dénomination commune de rhumatisme cérébral.

Le caractère essentiel de ces complications réside dans leur gravité immédiate et l'imprévu de leur apparition. A ce double titre, elles présentent autant d'intérêt que les complications cardiaques du rhumatisme articulaire, bien plus fréquentes il est vrai, mais qui, en général, ne sont pour le malade qu'une menace pour l'avenir.

II.

Les accidents cérébraux du rhumatisme articulaire aigu se présentent le plus souvent avec un appareil tellement imposant dans leur gravité et la soudaineté de leur explosion, que malgré leur rareté, ils n'ont pu échapper à l'attention des anciens médecins. On les trouve en effet mentionnés dans Sydenham, Boerhaave, VanSwieten, et Storck nous a laissé la relation de deux cas, où l'autopsie lui montra les lésions de la méningite.

Ce sujet n'est donc pas nouveau ; mais, pendant longtemps, les auteurs se contentent de mentionner la possibilité *du transport de la matière rhumatismale vers le cerveau*, sans entrer dans de grands détails.

En 1845, un mémoire de M. Hervez de Chégoin, qui parut dans la *Gazette des hôpitaux*, vint attirer l'attention sur ce côté particulier de l'histoire du rhumatisme.

Ce fut là le point de départ de plusieurs travaux de la part de MM. Bourdon (*Union médicale*, 1851), Vigla, Cossy, Mesnet, Gubler (Archives de médecine, 1853, 54, 56, 57). M. Trousseau exposa la question dans ses cliniques ; je citerai également la thèse d'agrégation de

M. Ball, un mémoire à l'Académie(inédit) de MM. Ollivier et Ranvier, et parmi les thèses de doctorat qui ont paru sur le sujet, celle de M. le docteur Giraud, qui a rassemblé un grand nombre d'observations (Paris, 1871).

De l'ensemble de ces travaux, il ressort que l'on peut considérer comme bien établies les propositions suivantes :

1° La plupart des accidents cérébraux qui apparaissent dans le cours du rhumatisme articulaire aigu sont de nature rhumatismale, et peuvent être considérés comme une manifestation de l'attaque actuelle, au même titre que l'angine rhumatismale ou l'endopéricardite. Ils ne sont pas dus à une métastase.

2° Le traitement employé avant l'apparition de ces accidents (saignées ou sulfate de quinine) ne joue aucun rôle dans leur développement, à condition toutefois que ces moyens aient été employés avec la modération qui caractérise les praticiens de l'époque actuelle.

3° Il convient dans l'étiologie de ces accidents de faire une place importance aux causes suivantes: l'idiosyncrasie, les antécédents nerveux, le froid, l'alcoolisme.

Ces trois propositions, généralement admises aujourd'hui, ont été l'occasion de bien des discussions.

La nature rhumatismale des accidents qui nous occupent, ne peut être niée dans la majorité des cas. Ces accidents, en effet, présentent dans leur apparition brusque, leur marche rapide, l'importance si variable et quelquefois nulle des lésions qui les accompagnent, une telle ressemblance avec les différentes manifestations du rhumatisme aigu, que leur nature saute pour ainsi dire aux yeux.

Cependant, les faits que nous décrirons sous le titre de délire rhumatismal, présentent une interprétation plus délicate. Pour certains médecins, le délire, dans ces cas, est symptomatique de la fièvre et des douleurs articulaires; c'est un délire fébrile. Aussi décrivent-ils ces faits sous le titre de rhumatisme aigu avec délire. N'y aurait-il pas lieu de ranger à côté de cette classe, les cas où le délire paraît lié à l'alcoolisme?

Le *rhumatisme cérébral est-il une métastase?* C'était l'opinion des anciens médecins; cette rémission trompeuse, que l'on voit survenir parfois quelque temps avant le délire, dans les douleurs articulaires et le gonflement des jointures, donnait une certaine apparence de vérité à cette manière de voir, qui cadrait du reste très-bien avec les théories médicales d'alors.

Mais, après les travaux de M. Bouillaud, qui démontraient la coïncidence si fréquente de l'endopéricardite et des affections rhumatismales des jointures les plus violentes, l'idée de la métastase, c'est-à-dire d'un principe morbide abandonnant les articulations pour se jeter sur les viscères profonds de l'économie, devenait plus facilement attaquable.

Du reste, des faits nombreux et bien observés, vinrent montrer que loin de succéder à une disparition des manifestations articulaires, les accidents cérébraux coïncidaient souvent avec une recrudescence marquée de la fièvre et des douleurs.

Tout dernièrement encore (*Gaz. des hôp.*, 15 juin 1875), M. Bouchut, rapportant l'histoire d'une de ses jeunes malades, s'exprimait ainsi:

« Elle avait les articulations tibio-tarsiennes extrêmement douloureuses, chaudes, à peine tuméfiées. Dès qu'on lui touchait le pied douloureux, elle poussait des cris terribles, entendus de la maison entière et des personnes occupant les maisons qui font face de l'autre côté de la rue. Le moindre contact des pieds engendrait de nouveaux hurlements et un redoublement du délire furieux. »

Est-ce qu'il y a là rien qui ressemble à de la métastase ?

Des courbes thermométriques nous montrent, en outre, la température du corps, se maintenant à un chiffre élevé pendant les fausses rémissions que l'on a notées quelquefois, et malgré le contentement trompeur des malades qui les accompagne souvent.

« De sorte que, dit Trousseau, il y a lieu de supposer que le rhumatisme, en passant dans l'encéphale ou les méninges, n'a fait qu'adopter un nouveau lieu d'élection, absolument comme lorsqu'il s'étend à la plèvre ou au péricarde. »

La seconde proposition est celle qui est relative à l'influence du traitement sur le développement des accidents cérébraux du rhumatisme aigu ; elle a pendant plusieurs années passionné les débats (entre le camp des quiniseurs et celui des saigneurs), comme dit spirituellement Trousseau.

De part et d'autre, on a fourni des arguments et des observations.

De cette dispute éclatante, il est résulté ce fait, que si les *quiniseurs* avaient tort d'employer des doses par trop élevées de sulfate de quinine, les *saigneurs* n'avaient pas plus de raison de saigner à outrance comme ils le faisaient. Qu'en fin de compte, les probabilités étaient, que le rhumatisme cérébral se désintéressait de la question en litige, puisqu'en bonne statistique on comptait à peu près autant de cas à la charge des deux partis, et que les cas heureux se répartissaient indifféremment sur l'un et l'autre camp.

Un fait cependant se dégage de ce débat: C'est que le sulfate de quinine, aussi bien que les saignées répétées et abondantes, ayant une action perturbatrice incontestable sur les fonctions des centres nerveux, il est d'une sage pratique de renoncer à l'emploi de ces moyens, pour peu que le malade, en proie à une attaque de rhumatisme articulaire aigu, présente quelque tendance au délire.

La troisième proposition est relative aux causes prédisposantes et occasionnelles, c'est-à-dire à celle qui ne jouant pas le rôle essentiel dans l'explosion des accidents cérébraux, en sont cependant le prétexte, si je puis ainsi dire.

Parmi ces causes, l'idiosyncrasie doit nous occuper tout d'abord ; c'est cette susceptibilité particulière, inhérente à chaque individu, et qui fait que tel malade, sous des influences morbides diverses, verra toujours le même système de son économie, plus spécialement touché que les autres.

Son influence se fait sentir ici comme ailleurs : Tout le monde connaît ces individus qui délirent pour le moindre mouvement fébrile, qui, dans leur enfance, ont eu des convulsions à l'occasion d'une scarlatine bénigne, et qui, s'ils contractent une fièvre typhoïde, verront les symptômes cérébraux prendre le pas sur tous les autres.

N'est-il pas de bonne logique d'admettre, que sous l'influence d'un rhumatisme articulaire aigu un peu intense, les complications cérébrales seront bien plus à craindre chez ces individus, que chez un malade à système nerveux moins susceptible ?

Je trouve rapportée dans la thèse de M. Giraud (obs. 27), une observation de M. Desplats, relative à une jeune novice de l'Hôtel-Dieu, qui, à l'occasion de plusieurs attaques de rhumatisme articulaire aigu, eut chaque fois, des accidents nerveux d'une certaine gravité

Je rapprocherai de cette observation, celle du troisième malade de M. Hervez de Chégoin, qui avait eu trois atteintes successives de rhumatisme articulaire aigu ; à chaque attaque, il avait eu du délire, et à la troisième, les accidents cérébraux prirent une telle intensité, qu'il succomba. Est-ce aller trop loin, que de voir dans ces deux faits, une prédisposition particulière, des deux malades dont il s'agit, aux accidents cérébraux ?

Quant à l'influence des antécédents nerveux des malades, elle a été mise hors de doute par Trousseau. Il nous montre, en effet, dans ses cliniques, deux malades chez lesquels, la relation entre les accidents cérébraux éclatant dans le cours d'un rhumatisme articulaire aigu et leurs antécédents, paraît incontestable.

La première de ces deux malades avait été folle pendant treize mois, et le second, heureuse exception dans sa famille, jusqu'au jour, où sous le prétexte d'un rhumatisme articulaire aigu, il dévoilait ses tendances cérébrales, ne comptait que des fous, parmi ses frères et ses sœurs.

Une troisième cause des manifestations cérébrales qui nous occupent, admise par tous les auteurs, c'est le refroidissement brusque du corps ou d'une partie du corps, venant troubler le cours régulier de la maladie. M. Gubler, dans son mémoire, emprunte à la thèse de Guérin

(Montpellier, 1807), l'histoire d'un jeune homme, qui, ayant plongé ses pieds dans l'eau froide, pour diminuer les douleurs vives qu'il y éprouvait, fut bientôt pris d'une épistaxis abondante, puis d'un coma profond qui dura jusqu'à la mort.

Thore fils (*Gaz. des hôp.*, 1856) cite un malade chez lequel un changement de lit, opéré dans une chambre froide et humide, fut suivi d'un violent frisson auquel succéda le délire.

Plusieurs faits analogues, cités dans les différents recueils, doivent je crois rendre prudent dans l'emploi des moyens hydrothérapiques, pendant le cours du rhumatisme articulaire aigu à marche régulière.

On a accusé l'emploi de l'eau froide, dans la fièvre typhoïde, de rendre plus fréquents les accidents intestinaux et d'aggraver souvent les complications pulmonaires. Le mécanisme invoqué dans ces cas, pourrait être appliqué au rhumatisme articulaire, où l'on doit craindre que le refroidissement de la périphérie du corps ne vienne augmenter les chances des complications viscérales, et troubler le cours régulier de la maladie.

Mais les accidents cérébraux une fois déclarés, quand la température du corps s'est élevée aux environs de 40° et même au delà, que le malade plongé dans le coma ou en proie à un délire violent, est voué à une mort presque certaine, je crois que c'est presque un devoir pour le médecin de recourir aux bains froids, d'après la méthode qui a été exposée dernièrement à la société médicale des hôpitaux, par MM. Raynaud, Féréol et Blachez (décembre 1874, mars 1875).

Je crois que dans les trois cas rapportés par ces messieurs, les malades ont dû la vie à la méthode employée ;

j'ai été moi-même témoin, dernièrement, d'un plein succès obtenu par les bains dans un cas de rhumatisme cérébral; il s'agissait d'un malade alcoolique qui fut pris, au cours d'un rhumatisme articulaire aigu, d'accidents cérébraux graves; M. le Dr Gros, professeur de clinique interne à l'école d'Alger, le soumit à une série de bains à 28°, et le malade guérit rapidement. Les bains étaient régulièrement suivis d'une rémission étonnante dans les symptômes.

M. le Dr Martineau a communiqué il est vrai un insuccès dans un cas des plus graves. Mais il n'en reste pas moins acquis pour moi, que 4 malades à ma connaissance sur cinq traités par l'eau froide, ont été rappelés à la vie dans le cours d'une affection qui ne pardonne que bien rarement.

Je reviendrai sur ces faits à la fin de cette étude, en parlant des traitements qui ont été employés contre les accidents cérébraux du rhumatisme.

J'arrive à la quatrième cause admise par les auteurs dans l'étiologie du rhumatisme cérébral, l'*alcoolisme*. L'alcoolisme joue-t-il un rôle dans l'étiologie du rhumatisme cérébral? Quelle importance convient-il de lui attribuer?

La première de ces propositions ne sera, je crois, contestée par personne ; nous voyons en effet l'alcoolisme révéler si puissamment son action, dans la plupart des maladies fébriles, et en particulier dans la pneumonie, où l'état du sang a tant d'analogie avec ce qu'il est dans le rhumatisme articulaire aigu, qu'on ne comprendrait pas *à priori* une exception si peu en rapport avec les principes de la pathologie générale.

En second lieu, le rhumatisme cérébral a parfois des

analogies si grandes avec le delirium tremens, que dans bien des cas, il serait impossible, en présence du délire d'un rhumatisant, de porter un diagnostic différentiel. « *L'alcoolisme et le delirium tremens*, dit M. Ball (thèse de concours, p. 83), *imitent parfaitement certaines formes de rhumatisme cérébral. On ne pourra reconnaître ce dernier, qu'à l'extrême gravité qu'il présente, et à la marche rapidement fatale qu'il affecte si souvent.* »

Dans ces cas, en effet, tout concourt à rendre l'analogie frappante. Les sueurs profuses qui baignent le malade, l'agitation extrême, l'anxiété, les idées délirantes elles-mêmes, idées de danger prochain, de poursuites auxquelles le malade veut se soustraire par la fuite, cet ensemble enfin qui caractérise le délire alcoolique, se reconnait tout entier chez certains rhumatisants qui délirent.

En lisant certaines observations de rhumatisme cérébral, on croirait lire l'histoire du delirium tremens, et l'on se demande malgré soi, si dans plusieurs de ces cas, on a tenu un compte suffisant des antécédents alcooliques des malades.

Or, si en revoyant les observations publiées sur ce sujet, je n'ai pas rencontré souvent la mention (alcoolique), en revanche j'ai noté plusieurs fois parmi les professions, celles de marchand de vin, cuisinier, cocher, postillon, c'est-à-dire, quatre professions, dont la pratique des hôpitaux nous engage à nous méfier étrangement.

Trousseau avait du reste insisté déjà sur le rôle de l'alcoolisme, dans la production des accidents cérébraux du rhumatisme et peut-être que l'extension de plus en plus grande chez nous, des habitudes alcooliques, donnerait, si on la recherchait dans ce sens, la clef de cette fréquence de plus en plus grande du rhumatisme cérébral, qui a été notée par presque tous les auteurs. Grisolle écrit dans son traité de pathologie, t. II p. 55. (*Les accidents cérébraux du rhumatisme sont devenus incontestablement plus fréquents aujourd'hui qu'autrefois*), et Valleix propose d'admettre une constitution médicale, particulière au moment où il écrit, pour expliquer cette fréquence croissante qu'il avait également remarquée. (Guide de méd. prat. t. Il).

Je sais bien qu'on n'a voulu voir dans cette apparition fréquente, d'une maladie rare autrefois, que l'effet d'une attention plus grande de la part des médecins, attention éveillée par les récents travaux sur ce sujet ; mais je crois que cette explication, acceptable, quand il s'agit d'affections lentes et sans fracas, comme l'endopéricardite rhumatismale, n'est guère soutenable à l'occasion de faits, qui, comme ceux qui nous occupent, commandent l'attention par leur gravité immédiate, et l'énormité de leurs symptômes.

Si, comme le disait Hippocrate, la façon de guérir les maladies doit être pour nous un indice de leur nature, l'utilité si grande de l'opium dans bien des cas de délire rhumatismal, rendrait encore probable la relation que je crois exister souvent entre le délire de certains rhumatisants et leurs habitudes alcooliques.

En un mot, pour me résumer, je crois que dans l'histoire des accidents cérébraux du rhumatisme, il y aurait peut-être lieu de faire jouer à l'alcoolisme, un rôle plus considérable qu'on ne l'a fait jusqu'ici.

Plusieurs auteurs ont encore compris parmi les causes prédisposantes du rhumatisme cérébral, les idées tristes, les préoccupations morales.

Il m'a semblé que les observations publiées donnaient plutôt raison à M. Vigla, qui ne voit dans cet état d'esprit du malade, qu'un symptôme précurseur.

C'est même là, je pense, un signe qui doit préoccuper d'autant plus le médecin, quand il le rencontre dans le cours d'un rhumatisme articulaire aigu, qu'on le trouve cité dans un grand nombre d'observations.

On voit dans notre observation n° 3, que la malade qui jusque là avait été agitée, mais qui n'exprimait pas de craintes sur son état, commence son délire par des idées tout à fait sombres. (Elle est prise de désespoir, dit qu'elle est bien plus malade qu'on ne pense, qu'il n'y a plus rien à lui faire, que tout est fini, qu'elle va mourir).

Dans bon nombre d'observations, on trouve notées des idées analogues, peu de temps avant l'explosion d'accidents graves.

III.

DES DIFFÉRENTES FORMES CLINIQUES QU'AFFECTE
LE RHUMATISME CÉRÉBRAL.

Les accidents cérébraux qui peuvent compliquer le rhumatisme articulaire aigu, et que l'on a l'habitude de comprendre sous la dénomination commune de rhumatisme cérébral, peuvent comme je l'ai dit plus haut, se présenter sous des aspects très-variés.

Aussi, dès le début, c'est-à-dire dès les travaux de MM. Bourdon, Vigla et Voillez, on sentit le besoin de classer des faits, dont la communauté d'origine ne pouvait être niée, mais qui offraient cependant une telle di-

versité dans leurs physionomies respectives, qu'il fallait
les décrire séparément.

M. Bourdon proposa d'abord de distinguer deux formes : La forme méningitique, et la forme apoplectique.

Dans la première catégorie, il rangeait les observations dans lesquelles les symptômes observés présentent
une certaine analogie avec la méningite ; dans la seconde, les cas où le malade arrive presque d'emblée au
coma, et meurt sans avoir repris ses sens.

Cette division, ne laissait pas de place pour un certain
nombre de faits, dans lesquels le délire moins violent, et
surtout moins rapidement fatal, rappelle le délire fébrile, bien plutôt que les allures de la méningite. Elle
ne comprenait pas non plus certains cas, d'un pronostic
heureux, dans lesquels le rhumatisme se manifeste par
une céphalalgie violente alternant avec les douleurs articulaires, et s'accompagnant de troubles de la vue et
des sens, qui doivent la faire rapporter à un trouble plus
ou moins profond, survenu dans les fonctions du système
nerveux central.

Du reste, cette céphalalgie se distingue du rhumatisme du cuir chevelu par cette particularité, que la
pression sur celui-ci, n'augmente pas sensiblement les
souffrances du malade.

M. le professeur Gubler a donné un type de cette
forme dans la première observation de son mémoire.

M. Vigla proposa l'épithète de délire rhumatismal
pour les faits de la première catégorie, et M. Gubler décrivit les seconds sous le nom de céphalalgie rhumatismale.

A son tour, M. Mesnet décrivit sous le nom de manie
rhumatismale les cas analogues à la folie typhoïde, dans

lesquels, au délire survenu dans le courant d'un rhumatisme articulaire aigu, succède un état maniaque d'une durée plus ou moins longue.

Comme le dit Trousseau, après avoir augmenté lui-même cette nomenclature, des formes hydrocéphalique, convulsive et choréique, la description seule justifie toutes ces dénominations.

M. Ball dans sa thèse ne conserve que trois types : la forme méningitique, la folie rhumatismale, et l'apoplexie rhumatismale.

Je crois cependant qu'il y a avantage à séparer avec M. Gubler le délire rhumatismal de la forme méningitique ; cette subdivision me semble complètement d'accord avec les faits. Les cas décrits sous le nom de délire rhumatismal sont, en effet, d'un pronostic en général bien moins grave ; ils présentent une allure toute différente, et justifient, dans une certaine mesure l'opinion des auteurs qui n'ont voulu y voir qu'un délire symptomatique de l'intensité de la fièvre et des douleurs articulaires. Je rapprocherai de ces cas ceux où l'alcoolisme paraît être la cause du délire.

Pour ces raisons, je pense que la division adoptée par M. Gubler est celle qu'il convient d'adopter. Elle comprend toutes les formes décrites, et partage les faits en classes qui, au point de vue clinique, sont très-naturelles, et présentent en outre une gravité pronostique successivement croissante.

La première catégorie de M. Gubler comprend la *céphalalgie rhumatismale*; cette complication n'est pas à craindre, quand elle existe seule ; cependant, il ne faudrait pas perdre de vue qu'une céphalalgie intense, accompagnée de troubles de la vue, n'a été dans bien des observations qu'un symptôme précurseur du délire ; cette considération devrait faire réserver le pronostic, et commanderait une intervention active.

La deuxième classe, comprend les faits décrits sou le nom de *délire rhumatismal.* M. Gubler, y fait rentrer la folie rhumatismale de M. Mesnet, qui, dans les observations produites, a suivi le délire dont elle a été, pour ainsi dire, la continuation, après que la fièvre et les phénomènes généraux eurent disparu.

Le pronostic est déjà sérieux dans les cas de délire rhumatismal : la mort y est fréquente ; Cependant, une médication énergique, les révulsifs aux extrémités, les sangsues derrière les oreilles, les narcotiques à haute dose, le chloral et l'opium quand ils sont indiqués, viennent souvent à bout de cette complication.

La manie rhumatismale peut se terminer par la guérison complète, la démence définitive, ou la mort. Sur 12 cas analysés par M. Ball, la guérison eut lieu 6 fois, la folie définitive 3 fois, et la mort 3 fois.

La *forme méningitique* est une des plus fréquentes et une des plus graves : M. Ball trouve 34 morts sur un relevé de 52 cas ; la *forme apoplectique* tue presque à coup sûr. M. Ball trouve 5 morts sur 5 cas qu'il rapporte.

Dans les lignes qui précèdent, je n'ai fait qu'énumérer les différentes variétés, dans lesquelles on range les accidents cérébraux du rhumatisme. Une description de chacune de ces formes eût été forcément incomplète, si je l'avais calquée sur une observation donnée ; elle eût été artificielle et fausse, si j'avais voulu réunir dans un seul tableau synthétique les nombreuses apparences que peut prendre le rhumatisme cérébral. J'ai préféré terminer ce chapitre par la relation de quelques observations répondant aux différents types énumérés plus haut.

Je n'ai pu me procurer d'observation répondant à la céphalalgie rhumatismale. On en trouvera un exemple très-net, dans le mémoire de M. le professeur Gubler.

Délire Rhumatismal.

Obs. I. (Observation de M. Legroux, rapportée dans la Gazette des hôpitaux, janvier 1860.)

Uu homme âgé de 38 ans, d'une constitution détériorée, rachitique et sujet aux excès alcooliques, se présente le 20 septembre 1859 à la consultation de l'Hôtel-Dieu, marchant avec peine sur deux bâtons, à cause des douleurs vives qu'il éprouvait dans les articulations des pieds. Il fut admis à l'hôpital et couché dans la salle Saint-Louis.

La maladie de cet homme ne datait que de deux jours.

Le 18. Il s'était fatigué beaucoup, et refroidi, après une course rapide. Il fut pris pendant la nuit de douleurs vives dans les articulations tibio-tarsiennes, accompagnées de céphalalgie et de fièvre.

Le lendemain, les genoux devinrent douloureux.

Le 21. Les poignets sont douloureux et gonflés, les veines situées autour des articulations sont distendues. La hanche et le pied gauche surtout sont douloureux. Le pouls est à 112.

Poudre de Dower 50 centig. en trois pilules.

Le 23. Le gonflement et la douleur des pieds ont disparu. Les hanches, le coude gauche, la partie postérieure du cou, et le genou sont le siège de douleurs plus ou moins vives. Les poignets continuent à être tuméfiés et douloureux. Les articulations des doigts sont aussi gonflées, rouges à la face dorsale, et très-douloureuses. On continue l'usage de la poudre de Dower, 75 centig. en 5 pilules, huile de ricin 10 gr.

Le 24. *Délire, Agitation pendant la nuit.* — Bien qu'il y ait encore de l'incohérence dans les idées, au moment de la visite, le malade répond cependant assez convenablement aux questions qu'on lui adresse. Les pieds sont un peu moins douloureux, les articulations du cou moins malades. Le poignet et le coude gauche sont encore douloureux, mais non tuméfiés; le pouls a beaucoup baissé.

En présence de cette invasion des phénomènes cérébraux, toujours si redoutables, M. Legroux prescrit: Tartre stibié 30 centig. dans une potion, à prendre par cuillerées à bouche, d'heure en heure. 5 centig. d'extrait gom. d'opium pour le soir.

Le 25. Délire loquace et cris pendant la nuit, agitation. Le malade a uriné dans son lit ; il a eu des vomissements et des selles nombreuses. Le pouls est à 88, régulier, un peu faible. La peau chaude et humide. Les articulations sont moins douloureuses. Celles des doigts sont encore rouges et gonflées. La rougeur suit le trajet des tendons extenseurs. — Tartre stibié 30 centig. Extrait d'opium 5 centig.; vésicatoire à la partie interne des cuisses.

Le 26. La nuit a été un peu moins agitée. Loquacité, incohérence des idées. Les poignets et les articulations métacarpo-phalangiennes, sont toujours gonflés, mais moins douloureux. Les autres articulations sont maintenant presque insensibles. Pouls 88. Même traitement.

Le 27. Le délire et l'agitation ont beaucoup diminué ainsi que les douleurs articulaires.

Le 28. Les symptômes cérébraux vont graduellement en diminuant à dater de ce moment, ainsi que les douleurs articulaires, sauf cependant l'articulation du genou gauche, où il se fait un épanchement.

Le 4 octobre. Il n'y a plus de délire du tout. L'épanchement du genou gauche a été combattu efficacement [par des vésicatoires sur la rotule. Plus de douleurs articulaires.

Je ferai remarquer dans cette observation, 1° qu'il s'agit d'un alcoolique ; 2° que le délire suit régulièrement la marche des symptômes généraux, apparaît au moment de la plus grande extension des douleurs articulaires, et diminue successivement avec elles. Il se manifeste surtout la nuit, au moment de l'exacerbation ordinaire de la fièvre, et laisse dans le courant de la journée le malade assez tranquille.

En un mot, il suit à peu près la marche du délire fébrile ordinaire.

Je rangerai encore dans la catégorie du délire rhumatismal l'observation suivante de M. Bouchut, publiée dans la *Gazette des hôpitaux* du 17 juin 1875.

M. Bouchut la publie sous le titre de *méningite rhumatismale*. Je crois cependant devoir la placer ici.

OBSERVATION II.

Mademoiselle Van. de ..., âgée de 18 ans, malade de rhumatisme articulaire aigu, depuis deux mois, avait eu des périodes d'amélioration et de rechute, qui faisaient trainer la maladie en longueur. A moitié guérie, elle avait fait le voyage de Boulogne-sur-Mer, et là, ayant été reprise de douleurs articulaires plus vives, elle voulut revenir à Paris; on l'y ramena. Elle avait les articulations tibio-tarsiennes extrêmement douloureuses, chaudes, à peine tuméfiées. Le moindre contact la faisait horriblement souffrir, mais ces articulations étaient les seules qui fussent douloureuses. Toutes les autres jointures étaient libres. Au cœur, existait à la pointe, et en dehors du mamelon, un faible bruit de souffle, et la fièvre était assez vive. Elle était ainsi lorsque la vue se troubla, l'oreille s'endurcit et elle commença à délirer. C'était au milieu du jour, le mardi 2 juillet, à trois heures. Peu à peu, le délire augmenta. Il fut calme, mêlé d'assoupissement jusqu'au jour, mais vers sept heures, le délire devint bruyant, mêlé d'hallucinations religieuses et de paroles mystiques. Dès qu'on lui touchait le pied douloureux, elle poussait des cris terribles entendus de la maison entière, et des personnes occupant les maisons qui font face, de l'autre côté de la rue. Le moindre contact des pieds engendrait de nouveaux hurlements, et une recrudescence du délire furieux. En criant à tue-tête, elle demandait la mort et voyait le Ciel où elle espérait entrer. Elle ordonnait les préparatifs de son ensevelissement virginal, et comme la mort ne venait pas assez vite à son gré, elle demandait qu'on lui ouvrît la fenêtre pour s'envoler, ou un couteau pour se percer le cœur. C'était une scène épouvantable. Dans cette situation, je prescrivis 6 grammes d'hydrate de chloral, en deux doses. L'une donnée à dix heures du soir, et l'autre le lendemain à neuf heures. Chacune produisit un peu de calme et de sommeil, mais dès que l'action était épuisée, le délire bruyant recommençait. Toutefois, il ne fut pas aussi violent que la veille. Peau très-chaude. Pouls à 120.

Le 3. Le délire persista à un moindre degré, et les douleurs diminuèrent. Je fis prendre six grammes d'hydrate de chloral deux fois. La nuit fut tranquille, mais encore délirante. Trois grammes d'hydrate de chloral. On continua quatre jours de suite, et au cinquième, l'enfant était complètement guéri.

Comme dans l'observation précédente, nous voyons le délire survenir avec une fièvre vive, et des douleurs très-prononcées. Il s'agit d'une jeune fille, à système nerveux probablement excitable ; le délire diminue sous l'in-fluence du chloral, mais, *en même temps que les douleurs articulaires s'amendent elles-mêmes.*

En outre, la pression sur les jointures malades, c'est-à-dire l'augmentation de la douleur, fait redoubler les cris, et augmente le délire. Je crois donc qu'il s'agit d'un délire symptomatique de la fièvre et des douleurs, et ce sont les raisons qui m'ont fait placer cette observation à cette place.

Forme Méningitique.

Obs. III. (Communiquée par M. Charayron, interne provisoire. — Service de M. Féréol.

Madame X..., cuisinière, âgée de 30 à 35 ans, de constitution robuste, entre à la maison Municipale de santé au commencement de mai 1875 dans le service de M. Féréol, pour un rhumatisme articulaire aigu. Les articulations se sont prises successivement.

Vers le 26. Toutes les articulations étaient douloureuses. La malade suait beaucoup, et se plaignait de la chaleur qu'elle éprouvait à garder toujours la même position. La maladie suit son cours ordinaire jusqu'au 25. A ce moment, la fièvre devient plus vive. Céphalalgie, constipation. Un purgatif rétablit les selles.

Le lendemain, la douleur de tête a diminué. Les articulations sont moins douloureuses, et la malade peut remuer ses membres qui cependant lui paraissent très-lourds.

Le 27. La fièvre a repris de l'intensité, même état des articula-tions. A la visite du soir, la *malade se plaint de respirer difficile-*

ment. Cependant à l'auscultation on ne constate que quelques râles sonores. La face est très-rouge, les sueurs abondantes, les paupières souillées de mucosités jaunes et visqueuses. La langue est sèche. La malade commence à délirer. Elle est prise de désespoir, dit qu'elle est bien plus mal qu'on ne pense, qu'il n'y a plus rien à lui faire, que tout est fini, qu'elle va mourir. La température V. donne à ce moment 41°. Deux heures après, la malade est dans le même état; temp. V. 40°,8. Pendant la nuit, le délire augmente beaucoup, et la malade succombe à cinq heures du matin.

Je noterai dans cette observation, la céphalalgie qui a précédé l'explosion des accidents cérébraux ; les idées particulièrement sombres qui en ont marqué le début, l'abondance des sueurs, et l'agitation inquiète de la malade. Je souligne également la gêne marquée de la respiration, dont l'auscultation ne donne pas l'explication. J'ai remarqué ce fait plusieurs fois dans les observations que j'ai lues.

On a donné les sueurs abondantes, dans le cours du rhumatisme aigu, comme un symptôme précurseur probable des accidents cérébraux, surtout quand ces sueurs sont suivies d'une éruption miliaire.

Il ne faudrait cependant pas attacher une trop grande importance à ces signes ; ces éruptions miliaires ne sont que le résultat de la sécrétion exagérée des glandes de la peau, et l'on sait combien il est fréquent d'observer des sueurs excessives, dans le cours du rhumatisme articulaire à marche régulière.

D'autre part, on a vu survenir des accidents cérébraux très-graves, chez des rhumatisants qui s'étaient montrés réfractaires aux moyens de sudation énergiques, employées dans un but thérapeutique. De sorte qu'on n'aurait pas plus de raison de se méfier des sueurs excessives et de l'éruption miliaire, que de l'absence de sueur, dans le cours d'un rhumatisme articulaire aigu.

M. le professeur Béhier, dans une de ses récentes cliniques à l'Hôtel-Dieu (9 juillet 1875), racontait l'histoire d'un de ses malades, mort dernièrement dans son service, et chez lequel on avait noté l'absence presque absolue des sueurs. A deux reprises, le malade fut soumis à l'enveloppement dans des couvertures de laine, en même temps qu'on lui faisait ingérer de grandes quantités de liquide. On ne put arriver à le faire transpirer, et en même temps, on remarquait l'extrême pâleur des téguments. Le malade fut pris peu après, d'une attaque épileptiforme, suivie d'un coma profond ; la mort survint le lendemain, la température s'étant élevée progressivement au chiffre de 43°.

J'ajouterai cependant que des sueurs très-abondantes sont notées dans beaucoup d'observations publiées sur les accidents cérébraux du rhumatisme, et qu'on y trouve souvent mentionnée la présence d'une éruption miliaire. On en trouvera un nouvel exemple dans l'observation qui suit :

Obs IV. (Recueillie dans le service de M. le professeur Chauffard, et communiquée par M. Violet, interne des hôpitaux.)

La nommée Lifferman, 34 ans, entre le 14 août 1874, dans la salle Sainte-Cécile. Elle est mère de quatre enfants ; sa santé antérieure a été parfaite ; elle en est à sa première attaque de rhumatisme.

Le 15. La malade raconte qu'elle est souffrante depuis le 10 août. Actuellement, toutes les grandes articulations des membres supérieurs et inférieurs sont tuméfiées et douloureuses, de sorte que la malade se trouve condamnée à une immobilité absolue. Le cœur est sain. Les sueurs profuses, ont déterminé une éruption de miliaire boutonneuse. Temp. 38°,5.

Le 17. Même état que plus haut. La fièvre est modérée, la température se maintient entre 38°,5 et 39.

Le 19. Détente générale. La malade peut remuer les jambes et le bras gauche. Les articulations du bras droit sont encore très-doureuses.

21. Temp. 40°,2. Le bras gauche se prend de nouveau, ainsi que les deux genoux. Le cœur reste sain; les sueurs sont toujours très-abondantes.

Le 22. Temp. 40°. Même état que la veille.

Le 23. La malade a parlé toute la nuit; à huit heures du matin, on la trouve plongée dans un demi-coma, dont on peut la tirer par moments. Temp. 42°,5, le pouls est à 128. Respiration pénible. Les articulations ne paraissent pas douloureuses, il faut une très-forte pression, pour voir se dessiner sur la figure de la malade, quelques traces de souffrance. Vers neuf heures, vomissements, cyanose, perte absolue de connaissance. Mort à dix heures et demie.

Autopsie. — Les méninges ne sont ni œdematiées, ni congestionnées. Le cerveau est sain, et ne présente aucune altération appréciable. Cœur sain. Le péricarde contient une légère quantité de sérosité, et par place il parait un peu dépoli.

Congestion intense des deux poumons qui offrent une coloration rouge bleuâtre. A la coupe, ils laissent échapper un sang noir non hématosé. On ne trouve aucune parcelle pulmonaire exempte de cette congestion intense. Rien à noter dans les organes de l'abdomen.

Cette observation est intéressante à plusieurs points de vue. Nous y voyons réunis plusieurs des symptômes décrits dans cette variété de rhumatisme cérébral.

1° Les sueurs profuses et l'éruption miliaire ;

2° Cette détente générale précédant de deux à trois jours l'apparition du délire.

Il faut remarquer en outre, que les accidents cérébraux ont été précédés immédiatement d'une recrudescence très marquée dans les manifestations articulaires. La fièvre, qui avait été modérée, prend à ce moment une intensité très-grande ; la température monte à 40°,2 et c'est alors que le délire apparaît. Le coma lui succède et le thermomètre donne la température énorme de 42°,5.

A l'autopsie, cependant, le cerveau apparaît sain. Ce sont des cas analogues sans doute, qui ont fait dire à Niemeyer (Pathologie interne, t. II, p. 583) : « La mort survient quelquefois sans complications, au milieu d'un collapsus subit, et après avoir été précédée pendant quelque temps, de délire ou de coma. A l'autopsie de pareils cas, on ne découvre généralement pas de modifications dans les organes cérébraux ou le système nerveux, et l'on a admis pour cette raison qu'ils dépendent d'une intoxication du sang, qui, il est vrai, n'a pas encore été constatée.

« Cependant, tant qu'on n'aura pas prouvé par des mensurations thermométriques exacts, que dans les cas en question, la terminaison fatale n'a pas été amenée par la fièvre et une augmentation dans la température du corps arrivée à un degré incompatible avec la vie, cette hypothèse ne me paraît pas admissible, d'autant plus que l'on a constaté que, dans le rhumatisme articulaire aigu, la température du corps, ordinairement peu augmentée, monte dans des cas rares à un degré très élevé. »

Cette altération du sang, dont parle Niemeyer, a été constatée dans certaines circonstances. Elle est loin d'être la règle dans le rhumatisme cérébral.

Il est cependant des cas dans lesquels les caractères physiques du sang, ont montré d'une façon péremptoire, que l'économie avait subi une influence analogue à celle qu'elle subit dans les fièvres graves.

J'en rapporterai pour preuve, l'observation suivante du docteur Kuhn, que j'emprunte à la gazette médicale de 1859.

Observation V.

Le 17 juin 1857, je fus appelé auprès d'un homme de 68 ans, cultivateur aisé, d'une constitution assez robuste, tempérament bilioso-sanguin. Cet homme avait toujours assez bien vécu, sans se priver de rien, mais aussi sans commettre aucun excès, si ce n'est au moment des forts travaux des champs.

Il habitait le rez-de-chaussée d'une maison toute neuve, assez bien aérée d'ailleurs, construite sur un sol sablonneux, mais très-bas et tout près de la Seine. D'ailleurs, il a eu à plusieurs reprises des atteintes de rhumatisme articulaire.

Cette fois, il se plaignait de douleurs erratiques dans différentes parties des membres et d'un point pleurodynique dans le flanc gauche, remontant vers la région précordiale.

Fièvre modérée, pouls à 79. L'ausculation ne révèle aucun désordre dans les organes thoraciques; fonctions alvines normales. Urines peu abondantes, assez foncées, mais sans altération spéciale; peau sèche, non brûlante; rien dans les articulations.

Je diagnostiquais une affection rhumastimale de moyenne intensité, sans lésions organiques sérieuses et je pensais pouvoir prédire un prompt rétablissement. Je prescrivis un bain de vapeur aromatique, avec sudation consécutive, en roulant le malade, au sortir de l'étuve, dans d'épaisses couvertures de laine, préalablement bassinées avec vapeurs de baies de genièvre; puis, après la sueur, frictions narcotico-ammoniacales sur les points douloureux, flanelle sur tout le corps.

A l'intérieur, vin scillitique laudanisé, chiendent nitré. Les douleurs cédèrent peu à peu, et le 21, il subsistait à peine un peu de céphalalgie avec endolorissement de la région occipitale et de raideur du cou. Depuis la veille on a supprimé le vin scillitique; trois potages.

Le 23, il y a dans la parole du malade quelque chose de bref, de heurté. Le pouls accuse de légères irrégularités, même parfois des intermittences, sans que je puisse découvrir la moindre lésion organique du cœur. Pouls faible, un peu plus fréquent. Large vésicatoire sur la poitrine; sinapismes aux extrémités. Potion avec 5 gr. d'acétate d'ammoniaque. Lavement purgatif. La nuit a été très-agitée, délire continuel. Emission involontaires des urines et des matières fécales.

Le 24, la fièvre et l'agitation augmentent. Le malade n'a pas un

seul instant recouvré la raison. Les battements du cœur sont tu-
multueux, tout à fait intermittents. Pouls très-fort, à 95. L'oppression est très-grande. Le teint bleu livide. Les poumons s'engouent
et font entendre des râles sous-crépitants un peu partout. Je crois
devoir pratiquer immédiatement une large saignée. Le sang me
frappa par sa cruleur brun-chocolat, par sa diffluence et par une
odeur analogue à celle qu'il offre chez les individus longtemps
soumis à de fortes doses de digitale. Cette malheureuse saignée, si
bien indiquée en apparence, fut suivie presque immédiatement de
coma et la mort survint deux heures après.

L'autopsie n'a pu être faite.

N'y aurait-il pas lieu, de rapprocher de cette observation, le cas suivant que je trouve dans la thèse de
M. le docteur Davezac (1).

Il s'agit d'un individu qui, à la suite d'un coup de feu, avait eu
une fracture comminutive de l'humérus. Plusieurs mois après son
accident, en août 1872, il se trouvait en traitement à l'Hôtel-Dieu,
dans le service de M. le professeur Richet, suppléé à ce moment
par M. Cruveilhier. On avait retiré plusieurs esquilles du bras du
malade, qui venait d'avoir un phlegmon, et se trouvait dans cet
état particulier qui suit les suppurations de longue durée.

Sur ces entrefaites, le malade prend une attaque de rhumatisme
articulaire aigu, et succombe à des accidents cérébraux. Quelques
heures après la mort le cadavre était dans cet état de putréfaction
avancée, qu'il n'est pas rare de remarquer à la suite de fièvres
graves, le typhus, par exemple.

Ce fait m'a engagé à reproduire ici une partie de cette
observation, intéressante à plusieurs points de vue. On
y remarque l'épistaxis qui suit un amendement marqué
des symptômes articulaires, et le chiffre remarquablement élevé de la température. Il n'est pas rare de remarquer une épitaxis assez abondante, avant l'explosion des
symptômes cérébraux. Ce fait avait été noté chez le

(1) (De l'Extraction immédiate des esquilles dans les fractures des
membres par armes à feu.) Paris, 1872, Obs. XIV.

malade de M. le professeur Béhier, dont j'ai parlé plus haut, et je l'ai remarqué dans un certain nombre d'observations.

Observation VI.

(Rhumatisme articulaire aigu, de moyenne intensité, ayant débuté dans les derniers jours d'août. — Un gramme de sulfate de quinine par jour.)

Le 4 septembre, à la visite du matin, le malade est tout heureux de nous montrer qu'il remue ses bras et ses jambes sans la moindre douleur; il fait remarquer à la religieuse, qui veut lui donner à boire, qu'aujourd'hui il n'a pas besoin qu'on lui rende ce service. Pas de chaleur à la peau, pouls modéré.

Dans l'après-midi, une épistaxis assez abondante.

A 5 heures et demie, il vomit la soupe qu'il vient de prendre et commence à s'agiter, à vouloir se lever, sans résister ni répondre à ceux qui veulent l'en empêcher. Pupilles largement dilatées, pouls mou, fréquent, peau chaude. Pas de céphalalgie. Il répond assez bien aux questions qu'on lui fait à ce moment. Facies altéré, pâleur marquée, air un peu hagard. Bientôt après, légers mouvements convulsifs de la face, frissons, respiration accélérée. Perte de connaissance. Le malade n'a pas pris de sulfate de quinine aujourd'hui. On fait placer douze sangsues derrière les oreilles; lavement purgatif du codex; compresses froides sur la tête.

A 6 heures, mouvements convulsifs, 42°,8, 148 pulsations. Les mouvements convulsifs s'exagèrent et gagnent les membres supérieurs, surtout du côté droit, vers lequel la tête est tournée.

A 6 heures 15 minutes, les convulsions ont cessé, la respiration est moins fréquente, râle trachéal. Cyanose, pupilles contractées, mort à 7 heures moins cinq. A ce moment la température axillaire donne 43°,6; à 8 heures, 43°,3; à 9 heures, 42°,6; à 10 heures, 42°; à 11 heures, 40°,7; à minuit, 39°,8; à 1 heure, 39°,3; à 2 heures, 38°3; à 3 heures, 38°,1; à 4 heures, 38°.

Autopsie, le 6 septembre, 39 heures après la mort. Teinte verdâtre de la peau en plusieurs points, marquée surtout au tronc et aux bras. Ballonnement considérable du ventre par les gaz de la putréfaction. Gaz dans les bourses. Emphysème énorme du tissu cellulaire sous-cutané, le cou surtout a pris un développement considérable.

Le garçon d'amphithéâtre nous assure qu'hier à deux heures, le cadavre était déjà dans cet état de putréfaction.

Poumons gorgés de sang noir, en arrière surtout; véritable apoplexie dans le poumon droit; son tissu est foncé, luisant à la coupe, infiltré de sang que la pression ne fait pas sortir; le tout cédant en masse sous le doigt. La rate gorgée de sang. Le foie à peine congestionné. Epaississement des valvules du cœur.

Les reins sont très-congestionnés.

Cerveau. — Il ne s'écoule pour ainsi dire pas de liquide au moment de l'incision de l'arachnoïde. Les lambeaux des membranes sont presque secs, non poisseux.

A peine quelques gouttes de liquide dans les fosses cérébelleuses.

La surface des hémisphères est remarquablement sèche. Les veines de la pie-mère sont fortement injectées.

L'arachnoïde n'est adhérente en aucun point, ni sur la dure mère ni sur l'encéphale, on ne découvre de produits pseudo-membraneux.

La dure-mère paraît moins lisse qu'à l'état normal. L'arachnoïde n'est pas épaissie. La pie-mère se détache facilement, sans entrainer de substance cérébrale après elle.

L'encéphale est assez mou, surtout à la base. Peut-être est-ce là le fait de la putréfaction avancée.

Pas de piqueté à la coupe du tissu cérébral, qui paraît partout normal. Il n'y a pas de liquide dans les ventricules latéraux. Les plexus choroïdiens ne sont pas injectés.

Dans l'observation qui va suivre, on remarquera la disparition des douleurs articulaires, l'invasion brusque du délire, son intensité et l'importance des lésions anatomiques, malgré la rapidité de la mort. Comme dans l'observation précédente, on remarque des vomissements au début des accidents.

OBSERVATION VII.

Recueillie à la Charité, dans le service de M. Voillex, par M. Guyard, interne des hôpitaux, à l'obligeance duquel nous ladevons.

Le nommé Pruneau (Etienne), âgé de 25 ans, maçon, entre à la Charité, salle Saint-Félix, n. 19, le 6 mai 1875. C'est un homme vigoureusement constitué, n'ayant jamais été malade jusqu'ici. Pas de syphilis, jamais de blennorrhagie, pas d'alcoolisme.

Le 3 mai, c'est-à-dire trois jours avant son entrée à l'hôpital, il a commencé à ressentir dans les deux genoux, des douleurs assez vives, et qui se sont accompagnées d'anorexie, et d'un mouvement fébrile assez intense.

Des douleurs semblables envahirent successivement les articulations tibio-tarsiennes, les poignets et les coudes.

Lorsque le malade entre à l'hôpital, il présente un rhumatisme articulaire presque généralisé. Les genoux surtout, sont le siége d'un épanchement considérable.

Pas de céphalalgie, constipation, pouls à 106, plein. Peau chaude, sueurs profuses. Pas de complication cardiaque ni pulmonaire.

Sulfate de quinine, 0,50. Lavement purgatif. Bouillons.

Les jours suivants, l'état fébrile persiste. Même état des articulations, la peau se couvre de sudamina.

Sa dose de sulfate de quinine est portée de 0,50 à 0,75, puis 1 gr. par jour.

Pas d'agitation nocturne ; insomnie causée par les douleurs.

11 mai. L'auscultation du cœur, qui n'avait jusque-là rien d'anormal, fait constater un souffle systolique un peu rude à la pointe. A la base, souffle anémique se prolongeant dans les vaisseaux du cou.

Les 13 et 14. Les douleurs articulaires sont un peu moins vives. L'épanchement des genoux diminue notablement. On réduit la dose de sulfate de quinine à 0,50, le malade se plaignant de bourdonnements d'oreilles.

Le 15. Le malade a mangé ses potages avec plus d'appétit.

Le souffle systolique à la pointe, est plus fort, ainsi que le souffle de la base. Pas de douleurs à la région précordiale.

Le 16. Nous sommes surpris de l'amélioration survenue dans l'état des jointures. Le malade se trouve beaucoup mieux, et pour le prouver il exécute des mouvements avec ses bras. Les jambes sont également bien mieux.

Malgré cela, nous constatons que le pouls est encore à 96.

Pas de céphalalgie. Les voisins du malade nous racontent qu'il a été agité toute la nuit, parlant beaucoup, et voulant même se lever. Mais toute agitation a disparu, au moment où nous examinons le malade ; son intelligence est complète.

Repos au lit. Suppression du sulfate de quinine. Le malade prend un potage avec plaisir, et dans la journée il reçoit plusieurs visites, sans montrer le moindre trouble intellectuel.

Vers trois heures, vomissements alimentaires, survenant tout à coup. (Le malade avait pris du vin et un biscuit.) Aux vomissements, succède une agitation extrême, puis un délire véritable. Le malade crie au secours, à la garde, et veut se lever.

On est obligé de lui mettre la camisole.

Cette excitation dure jusqu'à quatre heures; puis surviennent des convulsions au milieu desquelles le malade meurt à quatres heures et demie du soir.

Autopsie trente-huit heures après la mort, par un temps chaud et humide.

Les deux articulations fémoro-tibiales ouvertes, laissent écouler une assez grande quantité de liquide synovial transparent. Pas de dépoli à la surface des cartilages articulaires.

Les deux poumons offrent une légère congestion, marquée surtout en arrière. Un peu de liquide séreux dans la plèvre droite. Pas de fausses membranes.

Le cœur ne renferme qu'une petite quantité de sang noir. La mitrale est épaissie, boursouflée en certains points. Injection vasculaire notable à sa base. Pas de caillots sur les bords ni sur les faces de la valvule.

Les reins, le foie, la rate sont sains.

Cerveau.—La dure-mère incisée, il s'écoule une assez grande quantité de liquide sous-arachnoïdien. La pie-mère très-congestionnée, présente des arborisations vasculaires nombreuses sur la face convexe des deux hémisphères.

Lorsqu'on essaie de détacher la pie-mère, on entraine avec elle une couche légère de substance grise. Celle-ci présente une coloration un peu plus foncée qu'à l'état normal, et la pression des circonvolutions fait apparaître à leur surface, un riche pointillé rouge.

Il n'y a point de doute; que la substance corticale des circonvolutions soit enflammée et ramollie.

Ces lésions sont disséminées sur toute la surface de l'encéphale, à la base comme à la convexité; mais elles sont d'autant plus marquées, qu'on se rapproche davantage de la substance inter-hémisphérique. A ce niveau, l'adhérence est intime; aucun point, près du bord supérieur de la scissure, n'est indemne. A la base de l'encéphale, au contraire, et près du bord externe des hémisphères, on trouve des points où l'adhérence de la pie-mère à la substance cérébrale n'existe pas.

Un peu de liquide dans les ventricules.

Le cervelet ne présente, à noter, qu'une congestion intense de la pie-mère qui l'enveloppe.

.L'observation suivante est intéressante, à cause de la rapidité de la mort et de la complication cardiaque qui peut expliquer l'oppression de la malade, ainsi que la douleur retro–sternale dont elle se plaignait. On y remarquera également, les préoccupations tristes, et la disparition des douleurs articulaires quelque temps avant l'apparition du délire.

Obs. VIII (Recueillie à la maison municipale de santé, service de M. Féréol, et communiquée par M. Fourestier interne de service.)

La nommée X..., entre le 5 octobre 1874, à la Maison municipale de santé, chambre n° 21. Elle a eu, au mois d'août, des douleurs vives dans le genou, qui n'ont duré qu'un jour. C'est la seule trace de rhumatisme qu'on trouve dans ses antécédents. Sa mère était rhumatisante. Ses parents nous affirment qu'elle a eu de violents chagrins pendant ces derniers temps, et qu'elle entre à l'hôpital avec le pressentiment qu'elle y mourra.

Quatre ou cinq jours avant son entrée, elle a été prise de frissons, de fièvre, de vomissements, en même temps que se déclarait une douleur très-vive dans le gros orteil et le pouce gauche. Les deux orteils étaient, dit-elle, rouges tour à tour, et la douleur excessivement vive, voyageait de l'un à l'autre. On retrouve encore des traces de rougeur, le long des gaines tendineuses du pouce gauche. Les grandes articulations sont prises.

6 octobre. La malade est oppressée ; l'auscultation du cœur ne donne rien de précis. La malade transpire abondamment et se plaint du mal de gorge, quoiqu'on ne découvre rien à l'inspection du pharynx. Rien dans la poitrine, 100 pulsations. M. Féréol prescrit 0 gr. 75 de propylamine.

Le 7. Même état ; propylamine 0,75.

Le 8. Le soir, la malade est toujours oppressée. 105 pulsations ; léger bruit de souffle au cœur. Constipation. Propylamine 1 gr. Lavement.

Le 9. La malade se dit mieux, elle est moins oppressée ; elle remue son bras gauche sans souffrance et les articulations des membres inférieurs sont moins douloureuses. La fièvre persiste ; propylamine 1 gr.

Le 10. Les articulations sont presque complètement dégagées ; la malade les remue sans douleur ; mais l'oppression a reparu et l'on entend à la pointe du cœur un bruit de souffle bien plus in-tense que la veille. Fièvre, insomnie, langue sale, constipation. Huile de ricin ; deux pilules d'opium pour le soir.

A la visite du soir la malade se dit très-fatiguée par la purgation qui a procuré huit selles. Le bruit de souffle au cœur a augmenté, douleur rétro-sternale, 110 pulsations. On suspend la propyla-mine ; deux pilules d'opium ; vésicatoire à la région précordiale. L'oppression va en augmentant jusqu'à minuit. A ce moment éclate un délire violent ; la malade crie et s'agite beaucoup. On remarque quelques taches ecchymotiques sur les jambes. Pas de transpiration. La malade meurt au bout de peu d'heures avec les symptômes de l'asphyxie.

L'autopsie n'a pas été permise.

Forme Apoplectique.

Obs. IX, (Communiquée par M. Deny, interne des hôpitaux.)

Anna Clémenceau, cuisinière ; 40 ans, entre à l'hôpital Necker, service de M. Laboulbène, le 13 janvier 1875, salle Sainte-Eulalie, n° 17, pour un rhumatisme articulaire de moyenne intensité.

C'est une femme bien musclée, d'une bonne constitution et jouissant habituellement d'une bonne santé, vivant du reste dans de bonnes conditions hygiéniques.

L'année dernière, vers la même époque, elle a déjà eu une atta-que de rhumatisme, qui l'a retenue quelques jours au lit.

L'attaque actuelle remonte déjà à cinq ou six semaines. Les membres inférieurs n'ont pas été atteints et les seules articulations douloureuses sont celles du coude, du poignet et des doigts, des deux côtés. La malade ne peut faire aucun mouvement avec ses bras.

La fièvre est légère, le pouls fort et régulier, la langue blanche.

Au niveau de la région précordiale, on voit la trace d'un vési-catoire appliqué en ville, quelques jours auparavant, pour com-battre des palpitations qui, depuis trois semaines, tourmentaient la malade.

La pointe du cœur bat dans le cinquième espace. Impulsion forte ; pas de frémissement à la main. Les bruits paraissent normaux.

Rien dans les urines.

Traitement. — Enveloppement des articulations dans la ouate. Sulfate de quinine, 1 gramme en deux doses.

14 janvier. A la visite du matin, on trouve la malade sans connaissance. Le faciès est altéré, la peau est moite, les membres ne sont pas paralysés. Pas de contracture. Les muscles de la nuque sont un peu raides ; la bouche n'est pas déviée ; les pupilles sont égales et moyennement dilatées. La malade ne profère aucune plainte, la sensibilité est complètement éteinte, les pupilles sont encore contractiles. La sœur dit que la malade est dans cet état depuis deux heures du matin ; elle n'a eu ni délire, ni agitation. Pouls régulier à 90, température 39°. Application de vésicatoire à la nuque et à la face interne des cuisses ; potion avec propylamine et opium. Cet état dure toute la journée ; cependant la malade a fait quelques signes pour répondre aux questions qu'on lui adressait. Le soir, la respiration est bruyante, très-accélérée, râles trachéaux. Pouls 110. Température 39°,5.

Le 15. La malade a été très-agitée toute la nuit. Elle s'est vivement débattue, mais n'a pas déliré. Ce matin, elle est retombée dans le même état de torpeur qu'hier. Congestion à la base des deux poumons. Les pupilles sont dans le même état qu'hier. Peau humide. Pouls 120. Température 39°,2. Potion de Tood avec 60 gr. d'alcool. A la visite du soir, la malade est toujours dans le même état. Température 40°,1 ; pupilles très-contractées. Gros râles dans la trachée.

Le 16. Même état. Visage légèrement cyanosé. La malade meurt pendant la visite.

Autopsie. — Les méninges sont congestionnées fortement et présentent une légère infiltration. Elles se détachent facilement.

A la surface de l'hémisphère gauche on trouve trois plaques laiteuses au niveau des circonvolutions pariétales. Les vaisseaux de la base ne présentent rien à noter.

A la coupe, la substance cérébrale présente un sablé fin, surtout marqué vers la surface. Un peu de liquide dans les ventricules.

Le cœur est volumineux. Le péricarde recouvert d'une épaisse couche de graisse, est adhérent à la surface du cœur. Les adhérences sont faciles à déchirer.

L'endocarde paraît sain. Très-léger épaississement du bord libre des valvules sigmoïdes de l'aorte, ainsi que de la mitrale.

Congestion de la base des deux poumons.

J'ai tenu à décrire à part l'observation qui va suivre ; elle justifiera peut-être l'insistance avec laquelle j'ai appuyé plus haut, sur le rôle de l'alcoolisme, dans les accidents cérébraux du rhumatisme.

Cette observation est celle d'un buveur avoué, à l'autopsie duquel on remarquera les lésions habituelles de l'alcoolisme chronique. Je la dois à l'obligeance de M. Fourestier, interne des hôpitaux.

OBSERVATION X.

X..., âgé de 32 ans, voyageur de commerce, entre dans la maison Municipale de santé, dans le service de M. Féréol, le 24 octobre 1871. Ses amis racontent, et lui-même avoue, que depuis longtemps il boit outre mesure. L'état de délire dans lequel il se trouve ne permet pas d'ajouter grande confiance à ce qu'il raconte. Il serait malade depuis quinze jours. Les douleurs rhumatismales auraient commencé par les articulations tibio-tarsiennes. Le délire aurait débuté il y a quatre ou cinq jours. Aujourd'hui, toutes les jointures sont envahies. Le malade transpire abondamment. Sa peau est rouge, le visage coloré, la langue sèche, couverte de fuliginosités ainsi que les gencives. Il parle beaucoup et s'agite de même. Rien au cœur. 120 pulsations. Temp. 39°,3.

Le 25. Le malade a eu un violent délire pendant toute la nuit. M. Féréol entend un bruit de frottement péricardique. Les urines sont foncées. Peut-être contiennent-elles un peu de bile. Le chloroforme les colore légèrement en jaune, mais elles ne changent pas de couleur par l'acide nitrique. On prescrit un vésicatoire sur là région du cœur, du rhum et du sirop de morphine. Le soir, le malade a 110 pulsations. Temp. 40°,7, pas d'oppression, le délire continue, le malade refuse de rien prendre. Les articulations sont toujours rouges, douloureuses et tuméfiées, la peau humide. On prescrit 5 centig. d'extrait thébaïque.

Mort à trois heures du matin.

Autopsie — Dix-sept heures après la mort. *Encéphale.* — La dure-mère est adhérente au crâne en certains endroits, mais elle n'est pas épaissie. La face de l'encéphale présente son aspect normal. Les artères et les veines sont vides. Pas d'athérome artériel. Sur la convexité, on remarque une légère congestion des petits vaisseaux. Léger piqueté en certains points de l'encéphale. La pie-mère est transparente et se détache facilement. La substance cérébrale paraît saine à la coupe.

Poumons. — Ils sont tous deux fortement congestionnés dans leur étendue, noirs, crépitants, pas friables. Quelques adhérences unissent, en certains points, le poumon droit et la plèvre costale. Teinte rougeâtre de la muqueuse bronchique due peut-être à l'imbibition cadavérique.

Cœur. — Des appendices graisseux recouvrent le péricarde dans toute son étendue. A sa face antéro-interne, la couche épithéliale est rugueuse et dépolie dans l'étendue d'une pièce de cent sous. En ce point existent de nombreuses ecchymoses. Pas de liquide dans le péricarde. La substance musculaire du cœur est graisseuse et blanchâtre. Quelques caillots noirâtres dans les ventricules. Toutes les valvules, saines d'ailleurs, présentent une teinte rouge foncée, due probablement à l'imbibition cadavérique. A la face interne de l'aorte, on trouve plusieurs plaques d'athérome qui n'ont pas encore atteint la consistance calcaire.

Foie. — Volumineux, manifestement graisseux. Les intestins recouverts d'une couche de graisse considérable. Les *reins* plongent dans une atmosphère de graisse abondante. Ils présentent, tous deux, une teinte rouge foncée. Les pyramides et la substance corticale présentent une coloration uniforme, la capsule adhère, en quelques points, à la substance corticale.

IV.

Les lésions anatomiques que l'on rencontre à l'autopsie des individus morts d'accidents cérébraux, dans le cours d'un rhumatisme articulaire aigu, ne présentent à l'œil nu, tout au moins, rien de constant ni de spécial.

Dans certains cas, on trouve des signes manifestes de méningite : La présence d'exsudats, l'adhérence des membranes entr'elles, l'épanchement du liquide sous l'arachnoïde, ce liquide pouvant même contenir des globules de pus.

Parfois, les vaisseaux de la pie–mère sont gorgés de sang, et à la coupe, l'encéphale apparaît avec un état piqueté plus ou moins marqué. Mais à côté de ce cas, on en trouve d'autres, et en assez grand nombre, où malgré l'intensité des symptômes observés, le cerveau et ses membranes apparaissent à l'autopsie exempts de toute lésion, ou même exsangues, et d'une pâleur remarquable.

De sorte, qu'on n'aperçoit tout d'abord, aucune relation évidente, entre la forme des accidents, et les lésions anatomiques qu'ils laissent derrière eux.

Du reste, à ne considérer que les symptômes cliniques, les accidents cérébraux du rhumatisme se distinguent par bien des points de la méningite. La céphalalgie est rare ici, les vomissements sont l'exception, et la brusquerie de l'invasion, aussi bien que la rapidité avec laquelle la mort survient, autorisent à déclarer que si le rhumatisme cérébral est dû à une méningite, cette méningite a des allures particulières qui n'appartiennent qu'à elle, et qui la distinguent de la méningite classique.

Ces allures particulières des accidents cérébraux du rhumatisme, et l'absence fréquente de toute lésion apparente expliquent l'opinion de Trousseau, qui rapportait ces accidents à une névrose.

Mais depuis lors, les recherches microscopiques nous ont appris que l'œil nu était impuissant à découvrir des lésions intimes des tissus, dont la nature inflammatoire ne pouvait être mise en doute. Je citerai par exemple, dans certaines formes d'encéphalite et de myélites, l'état vésiculeux des cellules de l'épendyme et de la

névroglie, le dépôt de granulations graisseuses et pro-
théïques, et le gonflement des cellules des parois des
petits vaisseaux.

Ces considérations, doivent faire suspendre jusquà
nouvel ordre, l'interprétation des faits où l'on n'a noté
aucune lésion à l'autopsie. De récentes recherches faites
à l'aide du microscope ont démontré dans les cartilages articulaires, à la suite du rhumatisme aigu, des
lésions qu l'œil nu n'aurait pu découvrir, et qui ten-
draient à démontrer la nature inflammatoire du processus
rhumatismal.

M. le professeur Béhier, qui insistait sur ce point, dans
la clinique du 9 juillet dernier, ajoutait que pour lui
les accidents cérébraux qui nous occupent, devaient être
rapportés à une méningo-encéphalite.

En outre, pour M. Béhier, le siége du processus
inflammatoire, déterminerait la forme des accidents. Il
rapportait à l'appui de cette manière de voir, l'histoire
de trois de ses malades : Deux d'entre eux avaient eu des
accidents à forme convulsive, et à l'autopsie, on trouvait
une congestion intense du bulbe et de la protubérance ;
Le troisième, avait eu surtout du délire et des hallucinations, et à son autopsie, on trouvait une congestion très
marquée des circonvolutions cérébrales. Cette manière
de voir, si séduisante par sa simplicité, et par l'explication qu'elle donnerait de cette variété si grande, que l'on
remarque dans l'apparence des accidents cérébraux du
rhumatisme, ne repose peut-être pas encore sur un assez
grand nombre de faits; mais elle devra à l'avenir diriger
les recherches des cliniciens, et peut-être rendra-t-elle
moins obscur un des points les moins elucidés de la pathologie.

V.

La gravité pronostique des accidents cérébraux du rhumatisme, commande au médecin une intervention prompte et énergique. Ce n'est pas ici le cas de rester simple spectateur ou d'enregistrer les symptômes de la maladie, en attendant de la nature un secours qu'elle n'apportera pas, car le malade abandonné à lui-même, est voué à une mort presque certaine.

Les efforts que l'on tentera seront souvent inutiles, et la maladie plus forte que le médecin ; mais dans ces cas même, il restera à celui-ci la conscience d'avoir ait tout ce qu'il pouvait faire.

J'estime donc, qu'il ne faut négliger aucun des moyens qui ont paru rendre service dans quelques cas, et je vais passer ces moyens en revue.

Les médecins qui voyaient une métastase dans le rhumatisme cérébral, s'efforçaient par des applications diverses sur les jointures, d'y rappeler la fluxion qui semblait les avoir abandonnées pour se porter ailleurs. C'était là la base de leur traitement.

Sans accepter l'idée théorique qui les dirigeait, je crois cependant, qu'il ne faut pas négliger ces moyens. Si insuffisante que soit l'action d'un vésicatoire appliqué sur une jointure, dans une maladie aussi grave, cette action pourra s'ajouter utilement à celle des moyens plus énergiques que je vais énumérer, et dont le but est d'atténuer, si possible, la congestion du cerveau et de ses membranes.

J'ai lu une observation, dans laquelle, les bottes ventouses de Junod avaient rendu service. Mais cet appareil ne se rencontre pas partout. On pourra lui substituer utilement, une série de sangsues placée derrière les oreilles, et qu'on placera en petit nombre, afin de pouvoir les remplacer au fur et à mesure qu'elles tomberont.

Les purgatifs drastiques remplissent la même indication.

On a vu dans notre observation nº 1, que M. Legroux avait employé avec succès le tartre stibié à doses fractionnées. Le calomel, a paru dans quelques cas, donner également de bons résultats. L'opium, quelle que soit l'explication qu'on en donne, est souvent très-utile.

Je crois qu'il est surtout indiqué chez les individus à antécédents alcooliques. Dans ces cas, il faudra pousser les doses, et leur adjoindre une certaine quantité d'alcool. On connaît l'efficacité de cette médication dans le délire alcoolique.

M. Bouchut, a publié dernièrement dans la *Gazette des hôpitaux* (16 et 17 juin 1875), l'histoire de trois malades, chez lesquels l'hydrate de chloral à doses un peu élevées, avait rendu de grands services. Je réserverai volontiers cette méthode, pour les cas que j'ai rangés dans la catégorie du délire rhumatismal, et surtout pour ceux, où le délire paraît être symptomatique des douleurs articulaires. Mais, dans les cas graves, dans ceux où la température montée à 40° ou 41°, devient un nouveau danger pour le malade, je crois que personne ne doit hésiter à employer des bains froids, d'après la méthode qui a dernièrement si bien réussi, entre les mains de MM. Raynaud, Féréol et Blachez.

Je crois qu'il m'aura suffi, pour convaincre les plus incrédules, de placer sous leurs yeux, le résumé des deux observations suivantes, que MM. Blachez et Féréol, ont communiquées à la Société médicale des hôpitaux, dans ses dernières séances.

Obs. XI. (Communiquée par M. Blachez, à la Société médicale des hôpitaux, décembre 1874.)

Madame X..., 30 ans, d'une bonne santé habituelle, a eu trois enfants qui sont très-bien portants. Elle prend froid la nuit du 31 décembre.

16 janvier. — Attaque de rhumatisme articulaire aigu, atteignant d'abord les articulations du côté gauche, puis celles du côté droit.

Le 17. Sueurs profuses, fièvre intense, grande agitation vers le soir, tintements d'oreille, délire.

Le 18. Douleurs très-atténuées, pouls à 124 pulsations, parole brève. figure anxieuse, soif vive, sueurs abondantes. Le soir, 124 pulsations, 41 degrés, articulations libres.

Le 19. Réapparition du délire, agitation continuelle. La nuit délire complet, bruyant, perte absolue de connaissance.

Le 20. La malade paraît dans un état désespéré. Yeux fixes, pupilles immobiles, soubresauts des tendons. Douze sangsues derrière les oreilles, affusions froides sur la tête. Calomel, grand vésicatoire recouvrant la nuque et une partie du dos. Le soir, le pouls est à 126, la temp. à 41°,6. Etat désespéré.

C'est à ce moment que M. Blachez, assisté de MM. Raynaud et Pillod, commence, le soir même, la série des bains froids. Bains à 23 degrés au moment de l'entrée de la malade. Celle-ci devient immobile. Violente horripilation. Au bout de quelque temps les soubresauts s'arrêtent. Après une demi-heure, la température du bain est abaissée de 3 degrés à l'aide de morceaux de glace. Au bout d'une heure, le pouls est tombé de 126 à 112 pulsations, la température de 41°,6 à 38°,2. La malade est prise de frissons. On la retire du bain où elle est demeurée pendant une heure et demie, vers mi-

nuit. A deux heures du matin, le pouls est à 96 degrés, la température à 38 degrés. A quatre heures, nouveau ;bain d'une heure,
à la température de 16°,5. A la sortie du bain le pouls est à 108,
la température à 37°,2.

Le lendemain, à onze heures, troisième bain de quarante minutes à 17 degrés. Le pouls et la température s'abaissent
comme précédemment, le délire diminue; la malade manifeste
quelques traces de connaissance. A deux heures et demie, quatrième bain à 16 degrés qui est très-mal supporté. La température tombe à 35°,5. On retire la malade que l'on frictionne
avec des linges chauds. Vin de Malaga. Le délire persiste. Bromure de potassium à haute dose (10 grammes dans la journée). A
neuf heures du soir, cinquième bain à 23 degrés, que l'on refroi-
dit progressivement jusqu'à 21 degrés.

Du 22 au 24 janvier, cinq bains sont administrés de la
même façon. Après chaque bain la température tombe de
38°,8 à 36 degrés, et même à 35°,5. La température du bain
variant de 23 à 18 degrés, et chaque séance durant une heure
environ. On arrive ainsi jusqu'au 24 janvier, sans changement dans l'état de la malade. Dans la nuit du 24 au 25,
onzième bain dont on abaisse la température de 23 à 19 degrés,
et dans lequel on laisse la malade pendant une heure. Pour la
première fois, la malade en entrant dans l'eau, prononce distinc-
tement ces paroles : Encore un bain! La nuit est bonne. La malade boit, pour la première fois, du bouillon sans résistance. Sommeil calme, respiration régulière, réponses assez régulières aux
questions. La raison revient manifestement; l'état général s'amé-
liore rapidement. La température est encore à 39 degrés, Le pouls
à 108.

Le 25, à 7 heures du soir, douzième bain à 24 degrés, refroidi
à 20 degrés, d'une durée de cinquante minutes. La malade s'y
trouve bien, prend du tapioca et s'endort dans l'eau. En sortant
du bain, la température est à 37°,2, le pouls à 96. A partir de ce
moment la température se maintient au chiffre normal. Le pouls
oscille entre 84 et 100. Amélioration continue. L'intelligence et la
connaissance reviennent. La malade dort presque continuelle-
ment. Elle entre le 27 en pleine convalescence, sans garder le
souvenir de tout ce qui vient de se passer. Dès le 27, M. Blachez est
obligé de réprimer l'appétit de sa malade, qui s'est levée le 5 février et qui est aujourd'hui complétement guérie.

— 44 —

Obs. XII. (Communiquée par M. Féréol, à la Société des hôpitaux, dans la séance du 12 mars 1875.

M° X..., 30 ans, Pas alcoolique, est à sa première attaque de rhumatisme articulaire aigu. Au cinquième jour de sa maladie, délire, agitation, dyspnée, disparition des douleurs articulaires, atonie très-marquée, température à 40 degrés. Sangsues, calomel, bromure de potassium sans succès. La température remonte à 41 degrés. Vésicatoire sur la tête, infusion de digitale. Le malade est un peu plus calme; aspect typhique, stupeur, subdélire, insomnie, agitation fibrillaire des muscles, soubresauts des tendons, langue sèche. MM. Raynaud et Besnier se réunissent en consultation avec M. Féréol. Le soir l'agitation augmente et l'on donne le premier bain. A partir de ce moment le thermomètre est laissé en permanence, et chaque fois que la température atteint 39°.5, on donne un bain froid.

Du 25 février au 3 mars, on donne ainsi seize bains de vingt minutes de durée et dont la température varie de 20 à 25 degrés. Chaque fois le malade élève la température de l'eau de 1 à 2 degrés. La température axillaire, à la sortie du bain, tombe à 36 degrés. Le frisson apparaît en général dix à quinze minutes après le début du bain, et persiste pendant une heure à une heure et demie. Il cesse dès que la température axillaire dépasse 37 degrés. Légère amélioration. Le délire persiste, mais plus tranquille, et se réduit aux proportions d'une aliénation mentale avec très-peu d'excitation maniaque. Sous l'influence des bains froids répétés, il se produit une raideur tétanique de tout le corps, avec tremblements et soubresauts des tendons. Potion de Todd, bromure de potassium 4 à 8 grammes. La connaissance revient de temps à autre. Bientôt on peut laisser, entre deux bains successifs, des intervalles de douze à 15 heures. Le sommeil revient, le délire disparaît et le malade mange volontiers. Au cinquième jour de l'application des bains froids (onzième bain), on pouvait considérer la partie comme gagnée. Cependant on continue les bains sans profit. Toux légère, épanchement à droite. On supprime les bains. Ventouses sèches, vésicatoire. Les symptômes thoraciques ne prennent pas de gravité, la température baisse lentement et reste aux environs de 38 degrés, le pouls étant à 96. En même temps la miliaire et les douleurs articulaires reparaissent. Rien au cœur. Aujourd'hui le malade est en pleine convalescence.

M. Féréol a calculé que son malade avait perdu, par le traitement par les bains, 3200 calories.

Je voudrais, avant de terminer cette étude, dire deux mots sur certains cas, qui ont été donnés comme exemples d'accidents cérébraux survenant dans le cours d'un rhumatisme blennorrhagique.

Si ce titre était justifié, ce serait sortir de mon sujet, que de m'en occuper, car je me range à l'opinion des auteurs, qui font de l'arthrite blennorrhagique, une affection complètement distincte du rhumatisme articulaire. Mais, dans la seule observation que j'ai pu me procurer, et que je trouve dans la thèse de M. Tixier (Paris 1866), *Sur les accidents à forme rhumatismale de la blennorrhagie*, je retrouve toutes les apparences d'une attaque de rhumatisme articulaire aigu, et en aucune façon, les caractères de l'arthrite rhumatismale, que M. Fournier a si bien exposés dans le nouveau dictionnaire de médecine.

M. le Dr Tixier, donne lui-même ce cas (obs. 14) sous toutes réserves et s'exprime ainsi à son sujet.

« Notre observation est peut-être un cas de rhumatisme blennorrhagique. Cependant nous avouerons nos doutes, à cause de la mobilité, de la facilité de déplacement que nous retrouvons dans l'ensemble des accidents, et à cause de l'intensité des phénomènes généraux ; ce double caractère tendant à en faire un rhumatisme cérébral pur et simple ».

Et en effet, il s'agit d'un homme de 38 ans, qui fut pris, dans le cours d'une blennorrhagie, de douleurs articulaires, avec une *fièvre assez vive* et des *sueurs abondantes*, les accidents cérébraux durèrent quatre jours. Presque *toutes les articulations* furent prises successivement et se dégagèrent complètement, dans l'espace de trois à quatre semaines.

Je pense qu'il s'agit là d'un rhumatisme articulaire franc, qui n'a eu avec la blennorrhagie, d'autre lien, qu'une simple coïncidence.

Jusqu'à nouvel ordre, je crois donc que la distinction établie entre l'arthrite blennorrhagique et le rhumatisme articulaire aigu, est encore confirmée par l'absence de complications cérébrales dans la première de ces affections et par sa fréquence relative dans le rhumatisme vrai.

Paris. — A. Parent, imp. de la Faculté de Médecine rue Mr-le-Prince, 31.